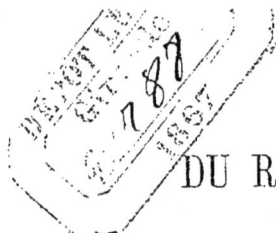

DU ROLE DE LA RAISON

DANS LA

MÉDECINE EXPÉRIMENTALE

D'APRÈS M. CLAUDE BERNARD

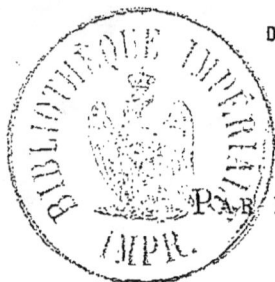

Par le Dr Paul DUPUY.

BORDEAUX

IMPRIMERIE G. GOUNOUILHOU

11, RUE GUIRAUDE, 11.

—

1867

DU ROLE DE LA RAISON

DANS

LA MÉDECINE EXPÉRIMENTALE

D'APRÈS M. CLAUDE BERNARD.

L'*Introduction à la médecine expérimentale* de M. Claude Bernard est à la fois une œuvre durable, un manifeste pour le présent et un programme pour l'avenir.

A tout esprit non prévenu, il est de pleine évidence que, de nos jours encore, la science médicale ne s'élève guère au dessus des horizons de l'empirisme le plus modeste. Dans l'analyse pathogénique, par exemple, nous nous arrêtons à quelques généralités sur les influences du milieu ambiant, auxquelles nous attribuons la valeur d'une étiologie, tandis qu'en réalité nous n'avons fait qu'entrevoir les limites du sanctuaire. C'est ainsi que le froid humide pourra devenir l'*occasion* de bronchites, de pneumonies, de pleurésies, d'entérites, de rhumatismes, de fièvre intermittente, de névralgies, etc.; mais la *cause* de ces variations apparentes dans l'action du milieu est inhérente à l'organisme, dont les aptitudes et les réceptivités morbides sont la source exclusive de toute vraie nosologie. De la raison d'être de la plupart des symptômes, je ne dis rien, car ici notre insuffisance parle assez haut d'elle-même. Quant à la thérapeutique, nous sommes le plus souvent obligés d'en revenir à une explication analogue à celle que donnait Molière de la faculté soporifique de l'opium.

Comme l'établit, sans réplique, M. Claude Bernard, la médecine traverse une phase déjà franchie par des sciences moins complexes. Celles-ci, après avoir débuté par l'observation, qui devient terme synonyme d'empirisme pour le cas particulier, se sont enfin dégagées de cet état embryonnaire, et, à la rapidité de leurs progrès comme à la ferme assurance de leurs allures, on peut reconnaître tous les caractères de la virilité. Non seulement leur but est déterminé, mais encore la voie pour l'atteindre leur est devenue facile et familière.

Il s'agirait maintenant pour la médecine d'adopter l'esprit et la méthode qui ont fait passer la Physique et la Chimie à l'état de sciences constituées. Cette méthode repose sur un *principe absolu* dans l'ordre expérimental, savoir : le déterminisme nécessaire des phénomènes. Ceux-ci, d'après une hypothèse constamment vérifiée, sont liés de telle sorte à leurs conditions d'existence que, certains rapports entre agrégats matériels donnés, leur manifestation ou production est inévitable et forcée.

Le déterminisme procède non des sens, mais de la raison elle-même, et en dehors de lui toutes les vérités ne sont que relatives. Aussi peut-on dire, dans un certain sens, qu'aucune théorie n'est vraie. De là, une liberté complète pour l'esprit, qui ne doit croire d'une foi robuste qu'au déterminisme, et douter de tout le reste. Nous sommes sûrs que le déterminisme est absolument vrai; mais nous ne sommes jamais bien sûrs de le tenir. Notre raison admet scientifiquement le déterminé et l'indéterminé, elle ne saurait admettre l'indéterminable ou l'irrationnel.

Non seulement la science expérimentale a un *principe*, mais elle a encore pour *méthode* un raisonnement qui soumet les idées à l'expérience des faits. Ce raisonnement s'exerce toujours nécessairement sur deux faits : l'un est d'observation, l'autre d'expérience servant de conclusion ou de contrôle. La méthode expérimentale juge les faits par un autre fait, *critérium* des précédents.

Dans la méthode expérimentale comme partout, le critérium réel est la raison.

La méthode expérimentale a pour *but* de transformer l'*à priori* (ou l'hypothèse) en à posteriori. Elle s'appuie sur les trois bases essentielles du sentiment, de la raison et de l'expérience, lesquelles répondent à tout autant de phases traversées par l'esprit humain. Le sentiment engendre l'*à priori;* la raison déduit suivant les règles du syllogisme, seule forme réelle du raisonnement, et l'expérience contrôle les résultats obtenus.

Tel est l'ensemble doctrinal de la science *objective;* mais celle-ci n'épuise point la capacité de connaître de l'Intelligence humaine. Il y a également une vérité *subjective* dont les principes sont formulés par la conscience, vérité qui a pour méthode le syllogisme, et pour critérium l'évidence intérieure. « Les vérités subjectives sont celles qui découlent de principes dont l'esprit a conscience, et qui apportent en lui le sentiment d'une évidence absolue et nécessaire. Les plus grandes vérités ne sont au fond qu'un sentiment de l'esprit.... Toutes les déductions logiques d'un raisonnement mathématique sont aussi certaines que leur principe, et n'ont pas besoin d'être vérifiées par l'expérience. Ce serait vouloir mettre les sens au dessus de la raison, et il serait absurde de chercher à prouver ce qui est vrai absolument pour l'esprit, et ce qu'il ne pourrait concevoir autrement (¹).

Donc, l'homme peut rapporter tous ses raisonnements à

(¹) *Introduction à l'étude de la médecine expérimentale*, p. 51, 52.

deux critériums, l'un intérieur et conscient, qui est certain et absolu; l'autre extérieur et inconscient, qui est expérimental et relatif.

La vérité ne nous apparaît que sous la forme d'une relation et de ses conséquences, et nous ne connaîtrons jamais ni les causes premières ni l'essence des choses. Notre puissance intellectuelle se manifeste dans l'idée *à priori,* principe d'invention et de toute initiative.

Il est facile de voir, d'après l'exposé qui précède, et dont je crois pouvoir garantir la scrupuleuse exactitude, que M. Claude Bernard n'est pas précisément un sceptique à l'endroit de la raison humaine. Elle demeure évidemment pour lui le principe fondamental et le critérium de toute connaissance, tant pour les sciences objectives que pour les sciences subjectives. Relativement aux premières, comme leurs vérités propres ne sont formulées de prime-abord ni dans le sentiment ni dans la raison, ces facultés ne jouent d'autre rôle que celui de guides indispensables; mais ces facultés reprennent leur autorité souveraine quand il s'agit de l'ordre subjectif dont les mathématiques ne forment pas sans doute le domaine exclusif.

Mon examen critique portera séparément sur les trois questions de *principe,* de *méthode* et de *critérium.*

A. *Du déterminisme.*

On appelle ainsi la cause prochaine, ou conditions d'existence productrices des phénomènes. Toutes les fois que certaines conditions se trouvent réunies, l'apparition de tel ou tel ensemble phénoménal en est la conséquence rigoureuse. On ne saurait d'aucune manière, et dans les limites de l'observation, contester le fait en physico-chimie, et l'induction nous autorise à penser (préalablement à l'expérience) qu'il doit en être de même dans l'ordre vital. En effet, d'après M. Claude Bernard, rien n'échappe au principe du déterminisme chez les êtres organisés. Ainsi, non seulement les fonctions nutritives, mais encore la vie de relation, dans ses expressions les plus élevées, sont soumises à leurs causes prochaines de la façon la plus absolue. Telle condition d'existence remplie entraîne nécessairement telle manifestation sensible, intellectuelle ou volontaire.

Néanmoins, il faudrait se garder de confondre le déterminisme et le fatalisme. « Celui-ci suppose la manifestation nécessaire d'un phénomène indépendamment de ses conditions [1], » « tandis que le déterminisme est la condition nécessaire d'un phénomène dont la manifestation n'est pas forcée [2]. »

Il y a certaines applications du déterminisme sur lesquelles aucun désaccord sérieux ne saurait s'élever. L'homme, si grand qu'on le suppose, est toujours un colosse aux pieds d'argile, et la matière, chez lui, doit être soumise tout d'abord aux lois de la matière. De même en est-il pour les animaux, quelle que soit leur place dans la série zoologique. Quant aux conditions spéciales que possèdent les êtres doués de vie, l'expérience nous les montre, à bien des égards, soumises au même déterminisme qui régit la matière inorganique, et il est d'une hypothèse légitime de penser que les exceptions à la loi ne sont qu'apparentes, et n'ont d'autre raison d'être que l'extrême complexité phénoménale.

Il est en effet très difficile, souvent même impossible, dans l'état actuel de la science, de déterminer la véritable cause prochaine d'un effet donné. De plus, il y a telle circonstance où la cause prochaine apparente se résout, à la réflexion,

[1] *Introduction à l'étude de la médecine expérimentale*, p. 383.
[2] *Ibid.*, p. 383.

en une simple condition préalable. Ainsi, par exemple, sans le conflit du sang et des cellules cérébrales, point de pensée. Tel est le fait qui semblerait indiquer, à première vue, que l'abord du sang est la cause prochaine de toute pensée. S'il en était réellement ainsi, on devrait élaguer les idées qui proviennent de l'exercice des sens, et pour lesquelles le conflit du sang et des cellules cérébrales n'est qu'une condition nécessaire d'existence. Il faudrait supprimer aussi les idées que suggèrent l'état de vacuité ou de réplétion de divers organes intérieurs, la nuance gaie ou triste qu'imprime au caractère l'état sain ou morbide de tel ou tel viscère, de tel ou tel système organique. Il y a là une source variée de phénomènes intellectuels complexes. Mais on en trouve une tout aussi riche, lorsque l'on tient compte de la correspondance des cellules cérébrales avec elles-mêmes. Le jeu de la mémoire est chez nous incessant, et alors le cerveau est surtout actif. Or, de même que pour les idées provenant d'un point périphérique (sens ou viscères), le sang n'est qu'une condition nécessaire et indispensable d'exercice, de même en est-il toutes les fois que la mémoire, l'imagination, l'abstraction, la généralisation, constituent la dominante des actes intellectuels. En rapportant au sang, comme cause prochaine, l'ensemble de ces phénomènes si divers, nous aurions commis une erreur grave et qui me paraît assez commune. Nous ne sommes point ici en présence d'une question de déterminisme ou cause prochaine, mais seulement de condition préalable.

En cherchant à différencier le déterminisme du fatalisme, M. Claude Bernard a fait surgir du même coup le spectre du libre arbitre, et je n'hésite nullement à jeter, après lui, un coup d'œil sur ce thème éternel et si controversé. Pour l'éminent professeur du Collège de France, le fatalisme suppose la manifestation nécessaire d'un phénomène indépendamment de ses conditions. Or, il n'y a ni un seul philosophe, ni même un seul logicien, pouvant accepter une définition pareille, car il est impossible à toute intelligence humaine de concevoir qu'un phénomène se manifeste *nécessairement* en dehors de ses conditions d'existence. Puis, M. Claude Bernard donne cette autre définition du déterminisme, qui est pour moi, je l'avoue, l'antithèse de tout son livre : « Le déterminisme est la condition nécessaire d'un phénomène dont la manifestation n'est pas forcée. » Le déterminisme s'appellerait-il ainsi, par hasard, parce qu'il ne détermine point?

M. Claude Bernard n'avait-il pas en vue le libre arbitre lorsqu'il définissait de la sorte (¹)?

(¹) On parle de la liberté à la Société d'Anthropologie et dans les cours d'histoire naturelle; il me sera donc permis d'en faire ici de même sans blesser aucune convenance, d'autant que le sujet m'y convie.

Dans l'ordre purement intellectuel, comme pour la sensibilité générale, les phénomènes sont nécessités par un déterminisme rigoureux. Nous ne sommes pas libres de changer nos sensations et la nature des idées qu'elles développent en nous, ou qui s'y rattachent par des liens moins étroits. Mais ce déterminisme s'évanouit avec l'ordre moral, à moins que nous ne soyons les jouets d'une fatalité aveugle. Tout dans la nature est soumis à des lois, et l'homme, à cet égard, ne fait nullement exception. Après le règne des instincts, qui dominent dans l'enfance, une fois mis en possession de lui-même, il se trouve en présence de sollicitations diverses : les unes se rattachant à la vie organique, les autres d'origine supérieure, cérébrale, si l'on veut. Parmi ces dernières, il y en a de conformes et d'autres de contraires à un certain idéal qui fait la noblesse et la dignité de notre nature. Chacune de ces sollicitations est l'expression d'un déterminisme spécial; mais nous pouvons nous y associer ou nous y refuser, suivant notre bon vouloir. La règle, la loi est formulée par l'idéal; mais tandis que jusqu'ici nous avons vu la nature obéir à des lois précises et absolues, et y obéir passivement, nous sommes maintenant en présence d'un spectacle plus grand encore, puisque l'intelligence formule sa loi propre et y donne spontanément son adhésion.

Ce phénomène est unique, me direz-vous, dans les annales de la

Mais au lieu de nous en tenir aux caractères extérieurs, à l'étendue d'application, et par cela même aux limites du déterminisme, il me paraît plus rationnel de rechercher les origines et la nature possible de ce principe. Nous arriverons ainsi, par une transition fort simple, à la question de méthode.

Le déterminisme procède manifestement du principe de causalité, loi de notre esprit, en vertu de laquelle nous ne pouvons concevoir un phénomène sans le rattacher à une cause [1]. « Toute la connaissance humaine se borne à remonter des effets observés à leur cause [2]. » Or, déterminisme et cause prochaine sont termes synonymes.

Le déterminisme est-il ou non un résultat de l'expérience? S'il en dérive, on doit admettre l'universalité de son application à tous les faits connus, car alors nous avons employé cette induction rigoureuse dite parfaite, en logique générale; mais quand il s'agit des faits inexplorés, ce n'est que par induction imparfaite ou hypothèse qu'il nous est permis de conclure, et le raisonnement n'a plus la même évidence, la même rigueur. Toutefois, le déterminisme peut encore avoir une valeur absolue s'il ne découle point de l'expérience, et

nature, contraire à toute induction et par cela même peu vraisemblable. Soit; mais l'induction est-elle donc infaillible? et avant tout jugement médiat, tout raisonnement, ne possédons-nous pas en nous-même l'évidence intérieure, ce *critérium* absolu du sens intime proclamé hautement par Descartes, et devant lequel s'incline M. Cl. Bernard, comme étant le principe de toute science subjective? Aucune démonstration logique, fût-elle puisée chez Spinoza, ne peut prévaloir contre un fait irréfragable. On pourra toujours douter d'un raisonnement, jamais d'une observation sérieusement constatée.

Définir la liberté par le caprice, c'est la calomnier, ou plutôt l'ignorer volontairement.

[1] *Introduction*, etc., p. 58. Probablement parce que nous avons la conscience de notre causalité (p. 54). Tel est sans doute le point de départ.

[2] *Ibid.*, p. 58.

procède, au contraire, de cette raison humaine qui saisit
l'absolu dans les vérités mathématiques (¹). En effet, d'après
M. Claude Bernard : « le principe absolu des sciences
expérimentales est un déterminisme nécessaire et conscient
dans les conditions des phénomènes (²). » L'expression de
conscient prouve l'assimilation établie par M. Claude Bernard
entre l'origine du déterminisme et celle des vérités mathématiques. Nous savons d'ailleurs que les sens ou l'observation ne donnent que le relatif, et si nous possédons des
principes absolus, ils sont supérieurs à l'exercice des sens et
ne peuvent provenir que de notre esprit, ou si l'on veut de
notre raison, qui les saisit *à priori* par le fait d'une vue
directe et consciente. En effet, ne pouvant provenir de la
sensation, qui ne donne que des généralités toujours circons-
crites, M. Claude Bernard devait les faire dériver ou d'un
syllogisme, ou de quelque intuition rationnelle. Or, le
déterminisme étant universel, ne pouvait procéder d'une
majeure plus étendue, mais seulement d'une intuition *à
priori*. Voilà donc deux mondes bien distincts l'un de l'autre : le subjectif et l'objectif, et c'est un éminent physiologiste qui consacre cette distinction.

B. *De la méthode.*

Ainsi que je l'ai dit précédemment, la méthode expérimentale est un raisonnement qui soumet les idées à l'expérience
des faits, s'appuyant sur les trois bases essentielles du sentiment de la raison et de l'expérience. Le sentiment engendre
l'*à priori;* la raison déduit, suivant les règles du syllogisme;
et l'expérience contrôle les résultats obtenus.

La méthode expérimentale résume donc l'histoire entière

(¹) *Introduction,* etc., p. 51, 52, 72.
(²) *Ibid.,* p. 94.

des péripéties de la pensée humaine, les embrassant toutes dans une formule supérieure. Or, le sentiment a produit la foi, d'où la théologie, et la raison a enfanté la scolastique (¹). Évitant de m'engager dans des questions oiseuses, je me contenterai de faire remarquer ici que le sentiment, d'après la méthode expérimentale, est un *à priori* le plus souvent très hypothétique, tandis que le sentiment, dans l'ordre subjectif, a une portée bien différente. En effet : « Les plus grandes vérités ne sont, au fond, qu'un sentiment de notre esprit (²). » D'où la nécessité d'établir, d'une manière plus nette et plus étendue, la part de la raison. Ce sentiment, qui engendre l'idée *à priori,* n'est pas autre chose qu'une intuition rationnelle qui se risque à travers le labyrinthe du dehors; et le sentiment intérieur est une autre intuition rationnelle toujours éclairée par la lumière du sens intime. C'est du moins de la sorte que M. Cl. Bernard paraît interpréter cette seconde forme du sentiment. Mais, s'il en est ainsi, pourquoi restreindre la raison au raisonnement, car elle saisit tout aussi bien les jugements primitifs que les jugements médiats? Dans l'ordre expérimental, l'hypothèse est un jugement primitif.

M. Cl. Bernard fait toujours procéder le raisonnement par syllogisme, pensant que l'induction elle-même y est réductible. Je parle de l'induction dite imparfaite, c'est à dire de l'hypothèse. Cette manière de voir est d'ailleurs corroborée par le double témoignage de M. de Rémusat (³), et Barthélemy Saint-Hilaire (⁴).

L'induction dite imparfaite emprunte toute sa légitimité

(¹) *Introduction,* etc., p. 50.

(²) *Ibid.,* p. 51.

(³) *Bacon, sa vie, son temps, sa philosophie; De l'Induction;* par M. de Rémusat.

(⁴) *Dict. des sciences philosophiques,* art. *Syllogisme,* et *Plan général des Premiers Analytiques,* p. xxvii, par Barthélemy Saint-Hilaire.

rationnelle au principe de la stabilité des lois de la nature. Or, ce principe, aucune expérience ne pourra jamais l'établir rigoureusement pour l'esprit, puisque nous sommes obligés de nous borner à une observation nécessairement très restreinte. Il ne saurait donc exister que par un *à priori* de la raison, qui doit être confirmé par une expérience toujours nouvelle, puisque la nature nous est extérieure et non intime et consciente. Mais ce point de vue n'est nullement celui de M. Cl. Bernard, qui ne demande, à cet égard, aucune confirmation à l'expérience.

Nous supposons le principe absolument vrai, et alors, pour ramener toute induction au syllogisme, nous sommes contraints, comme le montre très clairement M. de Rémusat, de donner une même majeure à toutes les inductions apparentes, ramenées de la sorte à la forme suivante : Les lois de la nature sont stables; or, tels phénomènes se produisant dans certains cas, ils se produiront de même dans d'autres cas analogues. En supprimant la majeure, vous avez l'induction ordinaire, tandis qu'en la rétablissant, vous concluez du général au particulier, conformément au génie du syllogisme.

De plus, comme le dit fort bien M. de Rémusat, toute logique suppose une métaphysique conforme. La stabilité des lois de la nature implique celle des êtres ou des substances qui demeurent invariables au sein de l'inépuisable variété des apparences extérieures. M. Cl. Bernard, qui a déjà établi la nécessité d'un monde subjectif, par le rôle qu'il assigne à la raison humaine, qui reconnaît ailleurs que cette raison se refuse à admettre des effets sans cause ([1]), est bien obligé d'admettre, en vertu de la même nécessité rationnelle, que là où il y a une apparence, un phénomène, il y a aussi quelque chose qui apparaît.

([1]) *Introduction*, etc., p. 58. Ce langage a peu de rigueur, et c'est là un reproche général qu'on peut adresser à M. Cl. Bernard.

L'induction imparfaite, envisagée à ce point de vue, il s'ensuit que l'esprit humain possède dans le fond qui lui est propre une série de cadres, ou de types préformés, ou d'idées universelles, servant comme de moule à la réalité extérieure, c'est à dire à tout ce qui est sensible, relatif et particulier. Nous sommes, sans nous en douter, en pleine métaphysique platonicienne, et nous possédons la justification la plus absolue du syllogisme, puisque le fait individuel contenu dans l'idée générale peut toujours en être déduit. Nous possédons aussi la justification de l'induction imparfaite, car du fait particulier nous pouvons nous élever au général qui le renferme.

Ainsi se trouverait confirmée cette parole de M. de Rémusat : « Il n'y a point de science *à priori,* mais sans les principes *à priori* la science porterait en l'air et serait comme impossible [1]. » Le rôle assigné par M. Cl. Bernard à la raison d'abord, la part qu'il fait au syllogisme ensuite, le met en excellente compagnie et le fait plonger au plus profond de la métaphysique.

Supposons jugée la question de l'induction, en tant que réductible toujours à la forme syllogistique, est-il vrai que la méthode déductive elle-même s'identifie avec le syllogisme?

« Les sciences mathématiques se servent de la première figure du syllogisme presque exclusivement », au dire d'Aristote. Cependant, le même auteur dit, quelque autre part, que les géomètres n'emploient pas le syllogisme, parce qu'ils ne font point usage des idées de genre et d'espèce. — Le procédé algébrique suivant nous en donne la preuve sans réplique :

$$A = B ; B = C ; \text{donc } A = C.$$

[1] Ouvrage cité, p. 349.

Dans une multitude de cas, comme le fait observer avec raison M. Cournot, les propositions conservent le même degré d'abstraction et de généralité, ce qui rend le syllogisme impossible et ne détruit point le raisonnement [1].

Donc, dirai-je, l'esprit de l'homme ne procède point toujours par syllogisme, c'est à dire du général au particulier [2].

Quant à l'induction, M. Cl. Bernard pouvait faire appel aux principes de métaphysique et de logique, dont le platonisme nous a fourni le plus poétique et le plus brillant exemple. Mais il me permettra de ne point le suivre dans un essor aussi élevé, le rappelant à certains faits généraux d'ordre sublunaire. Je ne choisirai même qu'un seul exemple, celui qu'il donne pour montrer ce qu'est un raisonnement expérimental. Voici le raisonnement syllogistique : « Les urines de carnivores sont acides; or, les lapins que j'ai sous les yeux ont les urines acides; donc ils sont carnivores, c'est à dire à jeun [3]. »

Comment savons-nous la vérité de la majeure, si ce n'est par induction? Ni M. Cl. Bernard, ni aucun platonicien ou péripatéticien n'y serait arrivé par syllogisme [4]. — Ce que Bacon appelait les axiomes moyens [5], et ce qu'Aristote [6] appelait les principes propres, n'a d'autre raison d'être qu'un raisonnement inductif.

La déduction n'en a pas moins rendu à M. Cl. Bernard de

[1] *Essai sur les fondements de nos connaissances.*
[2] *Introduction*, etc., p. 83.
[3] *Ibid.*, p. 268.
[4] La méthode platonicienne a des analogies avec l'induction, et Bacon ne s'y est point mépris. Mais les principes du platonisme sont la seule justification possible du syllogisme comme forme exclusive du raisonnement.
[5] *Novum Organum*, § CIV.
[6] *Premiers Analytiques*, t. XXX, et *Derniers Analytiques*, t. XXII.

grands services, justifiant ainsi la critique adressée à Bacon par Stuart-Mill (¹), qui reproche au fondateur de la philosophie inductive de n'avoir pas compris que les axiomes moyens peuvent être singulièrement fécondés par l'emploi de la déduction.

C. *Du critérium.*

Descartes avait pris l'évidence pour le critérium de la vérité. M. Claude Bernard ne juge pas autrement la question. En effet, le critérium intérieur est conscient, c'est à dire manifeste pour l'esprit, et le critérium extérieur cherche dans la constatation objective, ou contrôle expérimental, cette évidence que nous ne possédons point relativement au monde sensible.

« Dans la méthode expérimentale, comme partout, le critérium réel est la raison (²). »

Ce principe ne me paraît point parfaitement conforme à la réalité. Admettons la certitude absolue et le caractère rationnel de tout critérium intérieur (second point que, pour ma part, je n'accorde en aucune manière, car il y a des évidences qui n'ont rien de mathématique), n'est-il point parfaitement clair que le critérium extérieur, c'est à dire un fait quelconque d'expérience, n'a rien de rationnel et d'absolu? Appliquez ces expressions, puisque la chose vous convient, au principe du déterminisme, et comparez ce dernier aux principes des mathématiques, dont tous les rapports sont nécessaires et absolus; mais souvenez-vous que la vérification de l'hypothèse est un simple fait d'expérience, et que ce fait, à titre de contrôle, est précisément ce qu'on appelle un critérium. D'où l'on voit que le rapport

(¹) *System of Logic.*
(²) *Introduction,* etc., p. 161, 162.

d'un phénomène à une cause déterminée peut être absolu, mathématique si l'on veut, mais il n'en résulte nullement que le critérium participe de ce caractère. Ce sont là deux questions étrangères l'une à l'autre, et que l'analyse distingue sans peine.

Donc, si le critérium intérieur a souvent (M. Claude Bernard dit toujours) un caractère rationnel, le critérium extérieur a toujours un caractère relatif. Nous sommes, on le voit, en présence d'une disposition d'esprit particulière, qui porte l'éminent physiologiste à surfaire la part qu'il faut accorder à la raison. Nous retrouvons ici encore une preuve de cette tendance idéaliste et platonicienne sur laquelle j'ai précédemment insisté.

CONCLUSIONS.

D'après les considérations ci-dessus développées, on ne sera point surpris de trouver, dans l'*Introduction à l'étude de la médecine expérimentale,* les propositions suivantes :

« La vie a son *essence* dans la force du développement organique : c'est la création ([1]).

» Ce qui est essentiellement du domaine de la vie, c'est l'idée directrice de l'évolution vitale. Dans tout germe vivant, il y a une idée créatrice qui se développe et se manifeste par l'organisation ([2]).

» L'idée seule crée et dirige. C'est la même idée vitale qui conserve l'être, en reconstituant les parties vivantes désorganisées par l'exercice ou détruites par les accidents et les maladies ([3]).

([1]) *Introduction,* etc., p. 161, 162. Cette idée d'évolution créatrice comme essence de la vie, se rencontre dans un *Essai de Philosophie médicale,* anonyme, p. 9; 1862.
([2]) *Ibid.,* p. 162.
([3]) *Ibid.,* p. 162, 163.

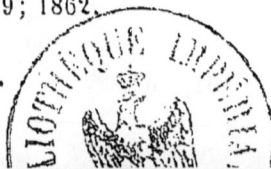

» Les cellules organiques ne manifestent leur activité vitale que par une relation physico-chimique nécessaire avec le milieu intérieur ([1]).

» La force vitale est organisatrice et nutritive ([2]).

» Par l'analyse, on arrive à des causes sourdes, auxquelles nous sommes obligés de nous arrêter sans avoir la raison première des choses ([3]).

» L'idée *à priori* provenant d'une sorte de pressentiment de l'esprit, qui juge que les choses doivent se passer d'une certaine manière, on peut dire, sous ce rapport, que nous avons dans l'esprit l'intuition ou le sentiment des lois de la nature, mais nous n'en connaissons pas la forme. L'expérience peut seule nous l'apprendre ([4]). »

Voici un premier ordre de conclusions tirées de l'*Introduction* elle-même, et qui nous montre qu'il y a des causes sourdes sur lesquelles l'analyse ne peut mordre; que les particules organiques ont une activité vitale qui trouve dans le milieu interne son stimulant nécessaire; que la vie est bien au fond quelque chose, puisqu'elle est créatrice, organisatrice et même médicatrice, rôles que la physico-chimie est incapable de remplir ([5]); que la vie n'est pas seulement un *aliquid,* mais que son essence même est définie par l'idée évolutive et créatrice; qu'enfin, le pressentiment signalé dans l'idée *à priori* implique l'harmonie des lois de la nature avec celles de l'esprit.

Or, ces dernières propositions viennent en droite ligne de la métaphysique platonicienne, après avoir emprunté à la philosophie de Hegel le langage qui lui est propre. L'idée,

([1]) *Introduction,* etc., p. 108.
([2]) *Ibid.*, p. 353.
([3]) *Ibid.*, p. 139.
([4]) *Ibid.*, p. 61.
([5]) *Ibid.*, p. 162.

c'est l'esprit antérieur à la nature et se réalisant par elle (¹).

Maintenant, voici un autre ordre de conclusions que je dois impartialement rapporter :

« Nous ignorons complètement l'*essence* de la vie (²).

» Il n'y a point de force vitale. La force est une abstraction, un rapport d'un mouvement à sa cause (³).

» La vie n'est qu'un mot qui veut dire ignorance (⁴). La vie n'est qu'un mécanisme (⁵).

» Un phénomène naturel n'est que l'expression de rapports ou de relations (⁶). Les corps vivants n'ont aucune spontanéité, ce qu'on appelle ainsi est produit par le milieu intérieur. Les phénomènes vitaux nous apparaissent comme de simples effets du contact d'un corps avec ses milieux (⁷).

» Il n'y a de réel que les manifestations des phénomènes et les conditions de ces manifestations (⁸). »

Ces propositions impliquent, et il n'est pas difficile d'y reconnaître la vraie pensée de M. Claude Bernard, la négation absolue, la radicale impossibilité de toute métaphysique. Il existe des conditions, des rapports, des phénomènes, et rien de plus.

Soit; mais était-il bien nécessaire alors de déclarer qu'on veut s'en tenir au comment, qu'on néglige le pourquoi, vu la radicale impuissance de l'esprit humain à l'atteindre? S'il n'y a point de pourquoi, point de causes dites sourdes ou

---

(¹) C'est ce premier ordre de conclusions qui me paraît avoir préoccupé exclusivement MM. Paul Janet et Caro dans leurs articles sur la Médecine expérimentale. Voir *Revue des Deux-Mondes*, 1866.

(²) *Introduction*, etc., p. 142.

(³) *Ibid.*, p. 114.

(⁴) *Ibid.*, p. 352.

(⁵) *Ibid.*, p. 205.

(⁶) *Ibid.*, p. 122.

(⁷) *Ibid.*, p. 105-107, 121

⁸) *Ibid.*, p. 303.

premières, si tout se résume en rapports et en phénomènes, à quoi bon faire des déclarations de ce genre? Les positivistes tiennent à peu près le même langage ; mais si, dans leur for intérieur, ils n'admettent que des conditions et des effets de contact, il reste, dans leur langage, une nuance métaphysique fort inexplicable. Qu'on le dise hautement : on ne cherche point les causes premières, parce qu'il n'y en a point. Voilà qui est franc, net et catégorique.

Dans le cours de cet article, mon examen n'a porté que sur le point de vue rationnel auquel s'est placé M. Claude Bernard, dans son *Introduction à l'étude de la médecine expérimentale*. Je n'ai apporté dans cette critique aucune malveillance à l'égard de la gloire la moins contestée et d'une des plus grandes figures de la physiologie française, et si j'ai commis quelque erreur contre la logique ou dans l'intelligence de la question, j'en fais ici même amende honorable.

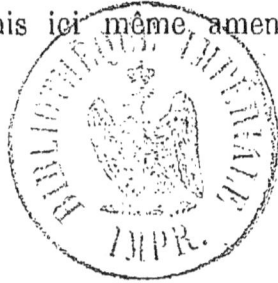

www.ingramcontent.com/pod-product-compliance
Lightning Source LLC
Chambersburg PA
CBHW050430210326
41520CB00019B/5866